Nom du bébé

Numéro et adresse

Numéro en cas d'urgence

Date:

Nourrir:

Temps	Nourriture	Montante

Activités:

Canapés :

Temps	Pipi Caca
_____	⬡ ◯
_____	⬡ ◯
_____	⬡ ◯
_____	⬡ ◯
_____	⬡ ◯
_____	⬡ ◯
_____	⬡ ◯
_____	⬡ ◯
_____	⬡ ◯
_____	⬡ ◯

Remarques

_____

_____

Sommeil:

Temps total	À partir de	Pour

_____

_____

_____

_____

_____

_____

Liste de courses:

Date:

Nourrir:

Temps	Nourriture	Montante

Activités:

Canapés :

Temps   Pipi Caca

Remarques

Sommeil:

Temps total	À partir de	Pour

Liste de courses:

Date:

Nourrir:

Temps	Nourriture	Montante

Activités:

Canapés :

Temps	Pipi	Caca

Remarques

Sommeil:

Temps total	À partir de	Pour

Liste de courses:

Date:

Nourrir:

Temps	Nourriture	Montante

Activités:

Canapés :

Temps   Pipi Caca

Remarques

Sommeil:

Temps total	À partir de	Pour

Liste de courses:

Date:

Nourrir:

Temps	Nourriture	Montante

Activités:

Canapés :

Temps   Pipi Caca

Remarques

Sommeil:

Temps total	À partir de	Pour

Liste de courses:

Date:

Nourrir:

Temps	Nourriture	Montante

Activités:

Canapés :

Temps   Pipi Caca

Remarques

Sommeil:

Temps total	À partir de	Pour

Liste de courses:

Date:

Nourrir:

Temps	Nourriture	Montante

Activités:

Canapés :

Temps	Pipi Caca

Remarques

Sommeil:

Temps total	À partir de	Pour

Liste de courses:

Date:

Nourrir:

Temps	Nourriture	Montante

Activités:

Canapés :

Temps	Pipi	Caca
	⬡	◯
	⬡	◯
	⬡	◯
	⬡	◯
	⬡	◯
	⬡	◯
	⬡	◯
	⬡	◯
	⬡	◯
	⬡	◯

Remarques

Sommeil:

Temps total	À partir de	Pour

Liste de courses:

Date:

Nourrir:

Temps	Nourriture	Montante

Activités:

Canapés :

Temps   Pipi Caca

Remarques

Sommeil:

Temps total	À partir de	Pour

Liste de courses:

Date:

Nourrir:

Temps	Nourriture	Montante

Activités:

Canapés :

Temps   Pipi Caca

Remarques

Sommeil:

Temps total	À partir de	Pour

Liste de courses:

Date:

Nourrir:

Temps	Nourriture	Montante

Sommeil:

Temps total	À partir de	Pour

Activités:

Canapés :

Temps   Pipi Caca

Remarques

Liste de courses:

Date:

Nourrir:

Temps	Nourriture	Montante

Activités:

Canapés :

Temps   Pipi Caca

Remarques

Sommeil:

Temps total	À partir de	Pour

Liste de courses:

Date:

Nourrir:

Temps	Nourriture	Montante

Activités:

Canapés :

Temps   Pipi Caca

_____ ⬡ ○
_____ ⬡ ○
_____ ⬡ ○
_____ ⬡ ○
_____ ⬡ ○
_____ ⬡ ○
_____ ⬡ ○
_____ ⬡ ○
_____ ⬡ ○
_____ ⬡ ○

Remarques

_____
_____
_____

Sommeil:

Temps total	À partir de	Pour

_____
_____
_____
_____
_____
_____
_____

Liste de courses:

Date:

Nourrir:

Temps	Nourriture	Montante

Activités:

Canapés :

Temps	Pipi	Caca
	⬡	◯
	⬡	◯
	⬡	◯
	⬡	◯
	⬡	◯
	⬡	◯
	⬡	◯
	⬡	◯
	⬡	◯
	⬡	◯

Remarques

Sommeil:

Temps total	À partir de	Pour

Liste de courses:

Date:

Nourrir:

Temps	Nourriture	Montante

Sommeil:

Temps total	À partir de	Pour

Activités:

Canapés :

Temps	Pipi	Caca
	⬡	◯
	⬡	◯
	⬡	◯
	⬡	◯
	⬡	◯
	⬡	◯
	⬡	◯
	⬡	◯
	⬡	◯

Remarques

Liste de courses:

Date:

Nourrir:

Temps	Nourriture	Montante

Activités:

Canapés :

Temps	Pipi	Caca
_____	⬡	◯
_____	⬡	◯
_____	⬡	◯
_____	⬡	◯
_____	⬡	◯
_____	⬡	◯
_____	⬡	◯
_____	⬡	◯
_____	⬡	◯
_____	⬡	◯

Remarques

Sommeil:

Temps total	À partir de	Pour

Liste de courses:

Date:

Nourrir:

Temps	Nourriture	Montante

Activités:

Canapés :

Temps	Pipi	Caca

Remarques

Sommeil:

Temps total	À partir de	Pour

Liste de courses:

Date:

Nourrir:

Temps	Nourriture	Montante

Activités:

Canapés :

Temps   Pipi Caca

Remarques

_____

_____

Sommeil:

Temps total	À partir de	Pour

_____

_____

_____

_____

_____

_____

_____

Liste de courses:

Date:

Nourrir:

Temps	Nourriture	Montante

Sommeil:

Temps total	À partir de	Pour

Activités:

Canapés :

Temps   Pipi Caca

Remarques

Liste de courses:

Date:

Nourrir:

Temps	Nourriture	Montante

Activités:

Canapés :

Temps   Pipi Caca

Remarques

Sommeil:

Temps total	À partir de	Pour

Liste de courses:

Date:

Nourrir:

Temps	Nourriture	Montante

Activités:

Canapés :

Temps   Pipi Caca

Remarques

Sommeil:

Temps total	À partir de	Pour

Liste de courses:

Date:

Nourrir:

Temps	Nourriture	Montante

Sommeil:

Temps total	À partir de	Pour

Activités:

Canapés :

Temps   Pipi Caca

Remarques

Liste de courses:

Date:

Nourrir:

Temps	Nourriture	Montante

Sommeil:

Temps total	À partir de	Pour

Activités:

Canapés :

Temps	Pipi Caca
_____	◯ ◯
_____	◯ ◯
_____	◯ ◯
_____	◯ ◯
_____	◯ ◯
_____	◯ ◯
_____	◯ ◯
_____	◯ ◯
_____	◯ ◯
_____	◯ ◯

Remarques

Liste de courses:

Date:

Nourrir:

Temps	Nourriture	Montante

Activités:

Canapés :

Temps	Pipi	Caca
____	⬡	◯
____	⬡	◯
____	⬡	◯
____	⬡	◯
____	⬡	◯
____	⬡	◯
____	⬡	◯
____	⬡	◯
____	⬡	◯
____	⬡	◯

Remarques

_____

_____

Sommeil:

Temps total	À partir de	Pour

_____

_____

_____

_____

_____

_____

Liste de courses:

Date:

Nourrir:

Temps	Nourriture	Montante

Activités:

Canapés :

Temps   Pipi Caca

Remarques

Sommeil:

Temps total	À partir de	Pour

Liste de courses:

Date:

Nourrir:

Temps	Nourriture	Montante

Activités:

Canapés :

Temps   Pipi Caca

Remarques

Sommeil:	Temps total	À partir de	Pour

Liste de courses:

Date:

Nourrir:

Temps	Nourriture	Montante

Sommeil:

	Temps total	À partir de	Pour

Activités:

Canapés :

Temps	Pipi	Caca

Remarques

_____

_____

_____

_____

_____

_____

_____

_____

_____

Liste de courses:

Date:

Nourrir:

Temps	Nourriture	Montante

Activités:

Canapés :

Temps   Pipi Caca

Remarques

Sommeil:

Temps total	À partir de	Pour

Liste de courses:

Date:

Nourrir:

Temps	Nourriture	Montante

Activités:

Canapés :

Temps	Pipi	Caca

Remarques

Sommeil:

Temps total	À partir de	Pour

Liste de courses:

Date:

Nourrir:

Temps	Nourriture	Montante

Activités:

Canapés :

Temps   Pipi Caca

Remarques

Sommeil:

Temps total	À partir de	Pour

Liste de courses:

Date:

Nourrir:

Temps	Nourriture	Montante

Activités:

Canapés :

Temps	Pipi	Caca
	⬡	◯
	⬡	◯
	⬡	◯
	⬡	◯
	⬡	◯
	⬡	◯
	⬡	◯
	⬡	◯
	⬡	◯
	⬡	◯

Remarques

Sommeil:

Temps total	À partir de	Pour

Liste de courses:

Date:

Nourrir:

Temps	Nourriture	Montante

Activités:

Canapés :

Temps   Pipi Caca

Remarques

Sommeil:

Temps total	À partir de	Pour

Liste de courses:

Date:

Nourrir:

Temps	Nourriture	Montante

Sommeil:

Temps total	À partir de	Pour

Activités:

Canapés :

Temps	Pipi	Caca
_____	⬡	◯
_____	⬡	◯
_____	⬡	◯
_____	⬡	◯
_____	⬡	◯
_____	⬡	◯
_____	⬡	◯
_____	⬡	◯
_____	⬡	◯

Remarques

Liste de courses:

Date:

Nourrir:

Temps	Nourriture	Montante

Sommeil:

Temps total	À partir de	Pour

Activités:

Canapés :

Temps	Pipi	Caca

Remarques

Liste de courses:

Date:

Nourrir:

Temps	Nourriture	Montante

Activités:

Canapés :

Temps   Pipi Caca

Remarques

Sommeil:

Temps total	À partir de	Pour

Liste de courses:

Date:

Nourrir:

Temps	Nourriture	Montante

Activités:

Canapés :

Temps	Pipi	Caca
	⬡	◯
	⬡	◯
	⬡	◯
	⬡	◯
	⬡	◯
	⬡	◯
	⬡	◯
	⬡	◯
	⬡	◯
	⬡	◯

Remarques

Sommeil:

Temps total	À partir de	Pour

Liste de courses:

Date:

Nourrir:

Temps	Nourriture	Montante

Activités:

Canapés :

Temps	Pipi Caca
_____	⬡ ◯
_____	⬡ ◯
_____	⬡ ◯
_____	⬡ ◯
_____	⬡ ◯
_____	⬡ ◯
_____	⬡ ◯
_____	⬡ ◯
_____	⬡ ◯

Remarques

_____
_____
_____

Sommeil:

Temps total	À partir de	Pour

_____
_____
_____
_____
_____
_____
_____

Liste de courses:

Date:

Nourrir:

Temps	Nourriture	Montante

Activités:

Canapés :

Temps	Pipi Caca

Remarques

Sommeil:

Temps total	À partir de	Pour

Liste de courses:

Date:

Nourrir:

Temps	Nourriture	Montante

Sommeil:

Temps total	À partir de	Pour

Activités:

Canapés :

Temps	Pipi Caca
_____	◯ ◯
_____	◯ ◯
_____	◯ ◯
_____	◯ ◯
_____	◯ ◯
_____	◯ ◯
_____	◯ ◯
_____	◯ ◯
_____	◯ ◯
_____	◯ ◯

Remarques

_____
_____
_____
_____
_____
_____
_____
_____
_____
_____

Liste de courses:

Date:

Nourrir:

Temps	Nourriture	Montante

Activités:

Canapés :

Temps	Pipi	Caca
	⬡	◯
	⬡	◯
	⬡	◯
	⬡	◯
	⬡	◯
	⬡	◯
	⬡	◯
	⬡	◯
	⬡	◯
	⬡	◯

Remarques

Sommeil:

Temps total	À partir de	Pour

Liste de courses:

Date:

Nourrir:

Temps	Nourriture	Montante

Activités:

Canapés :

Temps   Pipi Caca

Remarques

_____

Sommeil:

Temps total	À partir de	Pour

Liste de courses:

Date:

Nourrir:

Temps	Nourriture	Montante

Activités:

Canapés :

Temps   Pipi Caca

Remarques

Sommeil:

Temps total	À partir de	Pour

Liste de courses:

Date:

Nourrir:

Temps	Nourriture	Montante

Sommeil:

Temps total	À partir de	Pour

Activités:

Canapés :

Temps	Pipi Caca
	⬡ ◯
	⬡ ◯
	⬡ ◯
	⬡ ◯
	⬡ ◯
	⬡ ◯
	⬡ ◯
	⬡ ◯
	⬡ ◯

Remarques

Liste de courses:

Date:

Nourrir:

Temps	Nourriture	Montante

Activités:

Canapés :

Temps   Pipi Caca

Remarques

Sommeil:

Temps total	À partir de	Pour

Liste de courses:

Date:

Nourrir:

Temps	Nourriture	Montante

Activités:

Canapés :

Temps   Pipi Caca

Remarques

Sommeil:

Temps total	À partir de	Pour

Liste de courses:

Date:

Nourrir:

Temps	Nourriture	Montante

Sommeil:

Temps total	À partir de	Pour

Activités:

Canapés :

Temps   Pipi Caca

Remarques

Liste de courses:

Date:

Nourrir:

Temps	Nourriture	Montante

Sommeil:

Temps total	À partir de	Pour

Activités:

Canapés :

Temps   Pipi Caca

Remarques

Liste de courses:

Date:

Nourrir:

Temps	Nourriture	Montante

Activités:

Canapés :

Temps   Pipi Caca

Remarques

Sommeil:

Temps total	À partir de	Pour

Liste de courses:

Date:

Nourrir:

Temps	Nourriture	Montante

Activités:

Canapés :

Temps	Pipi	Caca
	⬡	◯
	⬡	◯
	⬡	◯
	⬡	◯
	⬡	◯
	⬡	◯
	⬡	◯
	⬡	◯
	⬡	◯

Remarques

Sommeil:

Temps total	À partir de	Pour

Liste de courses:

Date:

Nourrir:

Temps	Nourriture	Montante

Activités:

Canapés :

Temps	Pipi Caca
	⬡ ◯
	⬡ ◯
	⬡ ◯
	⬡ ◯
	⬡ ◯
	⬡ ◯
	⬡ ◯
	⬡ ◯
	⬡ ◯
	⬡ ◯

Remarques

Sommeil:

Temps total	À partir de	Pour

Liste de courses:

Date:

Nourrir:

Temps	Nourriture	Montante

Activités:

Canapés :

Temps	Pipi	Caca
_____	⬡	◯
_____	⬡	◯
_____	⬡	◯
_____	⬡	◯
_____	⬡	◯
_____	⬡	◯
_____	⬡	◯
_____	⬡	◯
_____	⬡	◯

Remarques

_____
_____
_____
_____
_____
_____
_____
_____

Sommeil:

Temps total	À partir de	Pour

Liste de courses:

Date:

Nourrir:

Temps	Nourriture	Montante

Activités:

Canapés :

Temps	Pipi	Caca
_____	⬡	◯
_____	⬡	◯
_____	⬡	◯
_____	⬡	◯
_____	⬡	◯
_____	⬡	◯
_____	⬡	◯
_____	⬡	◯
_____	⬡	◯
_____	⬡	◯

Remarques

Sommeil:

Temps total	À partir de	Pour

Liste de courses:

Date:

Nourrir:

Temps	Nourriture	Montante

Activités:

Canapés :

Temps   Pipi Caca

_____ ⬡ ◯
_____ ⬡ ◯
_____ ⬡ ◯
_____ ⬡ ◯
_____ ⬡ ◯
_____ ⬡ ◯
_____ ⬡ ◯
_____ ⬡ ◯
_____ ⬡ ◯
_____ ⬡ ◯

Remarques
_____
_____
_____

Sommeil:

Temps total	À partir de	Pour

_____
_____
_____
_____
_____
_____
_____

Liste de courses:

Date:

Nourrir:

Temps	Nourriture	Montante

Activités:

Canapés :

Temps	Pipi	Caca
_____	⬡	◯
_____	⬡	◯
_____	⬡	◯
_____	⬡	◯
_____	⬡	◯
_____	⬡	◯
_____	⬡	◯
_____	⬡	◯
_____	⬡	◯

Remarques

_____

_____

Sommeil:

Temps total	À partir de	Pour

_____

_____

_____

_____

_____

_____

_____

Liste de courses:

Date:

Nourrir:

Temps	Nourriture	Montante

Sommeil:

Temps total	À partir de	Pour

Activités:

Canapés :

Temps   Pipi Caca

_____ ⬡ ◯
_____ ⬡ ◯
_____ ⬡ ◯
_____ ⬡ ◯
_____ ⬡ ◯
_____ ⬡ ◯
_____ ⬡ ◯
_____ ⬡ ◯
_____ ⬡ ◯
_____ ⬡ ◯

Remarques

_____
_____
_____
_____
_____
_____
_____
_____
_____

Liste de courses:

Date:

Nourrir:

Temps	Nourriture	Montante

Activités:

Canapés :

Temps   Pipi Caca

Remarques

Sommeil:

Temps total	À partir de	Pour

Liste de courses:

Date:

Nourrir:

Temps	Nourriture	Montante

Sommeil:

Temps total	À partir de	Pour

Activités:

Canapés :

Temps	Pipi	Caca

Remarques

Liste de courses:

Date:

Nourrir:

Temps	Nourriture	Montante

Activités:

Canapés :

Temps   Pipi Caca

Remarques

Sommeil:

Temps total	À partir de	Pour

Liste de courses:

Date:

Nourrir:

Temps	Nourriture	Montante

Sommeil:

Temps total	À partir de	Pour

Activités:

Canapés :

Temps   Pipi Caca

_____ ⬡ ◯
_____ ⬡ ◯
_____ ⬡ ◯
_____ ⬡ ◯
_____ ⬡ ◯
_____ ⬡ ◯
_____ ⬡ ◯
_____ ⬡ ◯
_____ ⬡ ◯

Remarques

_____
_____
_____
_____
_____
_____
_____
_____
_____
_____

Liste de courses:

Date:

Nourrir:

Temps	Nourriture	Montante

Activités:

Canapés :

Temps   Pipi Caca

Remarques

Sommeil:

Temps total	À partir de	Pour

Liste de courses:

Date:

Nourrir:

Temps	Nourriture	Montante

Activités:

Canapés :

Temps   Pipi Caca

Remarques

Sommeil:

Temps total	À partir de	Pour

Liste de courses:

Date:

Nourrir:

Temps	Nourriture	Montante

Activités:

Canapés :

Temps   Pipi Caca

Remarques

Sommeil:

Temps total	À partir de	Pour

Liste de courses:

Date:

Nourrir:

Temps	Nourriture	Montante

Sommeil:

Temps total	À partir de	Pour

Activités:

Canapés :

Temps	Pipi Caca
____	⬡ ◯
____	⬡ ◯
____	⬡ ◯
____	⬡ ◯
____	⬡ ◯
____	⬡ ◯
____	⬡ ◯
____	⬡ ◯
____	⬡ ◯
____	⬡ ◯

Remarques

_____
_____
_____
_____
_____
_____
_____
_____
_____
_____

Liste de courses:

Date:

Nourrir:

Temps	Nourriture	Montante

Activités:

Canapés :

Temps   Pipi Caca

Remarques

Sommeil:

Temps total	À partir de	Pour

Liste de courses:

Date:

Nourrir:

Temps	Nourriture	Montante

Activités:

Canapés :

Temps	Pipi Caca

Remarques

Sommeil:

Temps total	À partir de	Pour

Liste de courses:

Date:

Nourrir:

Temps	Nourriture	Montante

Sommeil:

Temps total	À partir de	Pour

Activités:

Canapés :

Temps   Pipi Caca

_____ ⬡ ○
_____ ⬡ ○
_____ ⬡ ○
_____ ⬡ ○
_____ ⬡ ○
_____ ⬡ ○
_____ ⬡ ○
_____ ⬡ ○
_____ ⬡ ○
_____ ⬡ ○

Remarques

_____
_____
_____
_____
_____
_____
_____
_____

Liste de courses:

Date:

Nourrir:

Temps	Nourriture	Montante

Sommeil:

Temps total	À partir de	Pour

Liste de courses:

Activités:

Canapés :

Temps   Pipi Caca

Remarques

Date:

Nourrir:

Temps	Nourriture	Montante

Activités:

Canapés :

Temps   Pipi Caca

Remarques

Sommeil:

Temps total	À partir de	Pour

Liste de courses:

Date:

Nourrir:

Temps	Nourriture	Montante

Activités:

Canapés :

Temps   Pipi Caca

Remarques

Sommeil:

	Temps total	À partir de	Pour

Liste de courses:

Date:

Nourrir:

Temps	Nourriture	Montante

Activités:

Canapés :

Temps	Pipi Caca
_____	⬡ ◯
_____	⬡ ◯
_____	⬡ ◯
_____	⬡ ◯
_____	⬡ ◯
_____	⬡ ◯
_____	⬡ ◯
_____	⬡ ◯
_____	⬡ ◯
_____	⬡ ◯

Remarques

_____
_____

Sommeil:

Temps total	À partir de	Pour

_____
_____
_____
_____
_____
_____
_____

Liste de courses:

Date:

Nourrir:

Temps	Nourriture	Montante

Sommeil:

Temps total	À partir de	Pour

Liste de courses:

Activités:

Canapés :

Temps   Pipi Caca

Remarques

Date:

Nourrir:

Temps	Nourriture	Montante

Activités:

Canapés :

Temps   Pipi Caca

Remarques

Sommeil:

Temps total	À partir de	Pour

Liste de courses:

Date:

Nourrir:

Temps	Nourriture	Montante

Activités:

Canapés :

Temps	Pipi	Caca

Remarques

Sommeil:

Temps total	À partir de	Pour

Liste de courses:

Date:

Nourrir:

Temps	Nourriture	Montante

Activités:

Canapés :

Temps   Pipi Caca

Remarques

Sommeil:

Temps total	À partir de	Pour

Liste de courses:

Date:

Nourrir:

Temps	Nourriture	Montante

Activités:

Canapés :

Temps	Pipi	Caca
	⬡	◯
	⬡	◯
	⬡	◯
	⬡	◯
	⬡	◯
	⬡	◯
	⬡	◯
	⬡	◯
	⬡	◯

Remarques

Sommeil:

Temps total	À partir de	Pour

Liste de courses:

Date:

Nourrir:

Temps	Nourriture	Montante

Activités:

Canapés :

Temps   Pipi Caca

Remarques

Sommeil:

Temps total	À partir de	Pour

Liste de courses:

Date:

Nourrir:

Temps	Nourriture	Montante

Sommeil:

Temps total	À partir de	Pour

Activités:

Canapés :

Temps   Pipi Caca

Remarques

Liste de courses:

Date:

Nourrir:

Temps	Nourriture	Montante

Sommeil:

Temps total	À partir de	Pour

Activités:

Canapés :

Temps   Pipi Caca

Remarques

Liste de courses:

Date:

Nourrir:

Temps	Nourriture	Montante

Activités:

Canapés :

Temps   Pipi Caca

Remarques

Sommeil:

Temps total	À partir de	Pour

Liste de courses:

Date:

Nourrir:

Temps	Nourriture	Montante

Activités:

Canapés :

Temps   Pipi Caca

_____ ⬡ ◯
_____ ⬡ ◯
_____ ⬡ ◯
_____ ⬡ ◯
_____ ⬡ ◯
_____ ⬡ ◯
_____ ⬡ ◯
_____ ⬡ ◯
_____ ⬡ ◯
_____ ⬡ ◯

Remarques

_____
_____
_____

Sommeil:

Temps total	À partir de	Pour

_____
_____
_____
_____
_____
_____
_____
_____

Liste de courses:

Date:

Nourrir:

Temps	Nourriture	Montante

Activités:

Canapés :

Temps	Pipi	Caca
	⬡	◯
	⬡	◯
	⬡	◯
	⬡	◯
	⬡	◯
	⬡	◯
	⬡	◯
	⬡	◯
	⬡	◯
	⬡	◯

Remarques

Sommeil:

Temps total	À partir de	Pour

Liste de courses:

Date:

Nourrir:

Temps	Nourriture	Montante

Activités:

Canapés :

Temps   Pipi Caca

Remarques

Sommeil:

Temps total	À partir de	Pour

Liste de courses:

Date:

Nourrir:

Temps	Nourriture	Montante

Sommeil:

Temps total	À partir de	Pour

Activités:

Canapés :

Temps	Pipi	Caca

Remarques

Liste de courses:

Date:

Nourrir:

Temps	Nourriture	Montante

Activités:

Canapés :

Temps   Pipi Caca

Remarques

Sommeil:

Temps total	À partir de	Pour

Liste de courses:

Date:

Nourrir:

Temps	Nourriture	Montante

Activités:

Canapés :

Temps	Pipi Caca

Remarques

Sommeil:

Temps total	À partir de	Pour

Liste de courses:

Date:

Nourrir:

Temps	Nourriture	Montante

Sommeil:

	Temps total	À partir de	Pour

Activités:

Canapés :

Temps	Pipi	Caca
	⬡	◯
	⬡	◯
	⬡	◯
	⬡	◯
	⬡	◯
	⬡	◯
	⬡	◯
	⬡	◯
	⬡	◯
	⬡	◯

Remarques

Liste de courses:

Date:

Nourrir:

Temps	Nourriture	Montante

Activités:

Canapés :

Temps	Pipi	Caca

Remarques

Sommeil:

Temps total	À partir de	Pour

Liste de courses:

Date:

Nourrir:

Temps	Nourriture	Montante

Activités:

Canapés :

Temps   Pipi Caca

_____ ⬡ ◯
_____ ⬡ ◯
_____ ⬡ ◯
_____ ⬡ ◯
_____ ⬡ ◯
_____ ⬡ ◯
_____ ⬡ ◯
_____ ⬡ ◯
_____ ⬡ ◯
_____ ⬡ ◯
_____ ⬡ ◯

Remarques

_____
_____
_____

Sommeil:

Temps total	À partir de	Pour

_____
_____
_____
_____
_____
_____
_____

Liste de courses:

Date:

Nourrir:

Temps	Nourriture	Montante

Sommeil:

Temps total	À partir de	Pour

Activités:

Canapés :

Temps	Pipi	Caca
_____	⬡	◯
_____	⬡	◯
_____	⬡	◯
_____	⬡	◯
_____	⬡	◯
_____	⬡	◯
_____	⬡	◯
_____	⬡	◯
_____	⬡	◯

Remarques

Liste de courses:

Date:

Nourrir:

Temps	Nourriture	Montante

Sommeil:

Temps total	À partir de	Pour

Activités:

Canapés :

Temps	Pipi Caca

Remarques

Liste de courses:

Date:

Nourrir:

Temps	Nourriture	Montante

Activités:

Canapés :

Temps	Pipi	Caca
	⬡	◯
	⬡	◯
	⬡	◯
	⬡	◯
	⬡	◯
	⬡	◯
	⬡	◯
	⬡	◯
	⬡	◯

Remarques

Sommeil:

Temps total	À partir de	Pour

Liste de courses: